I0058825

Tc⁵⁰
24

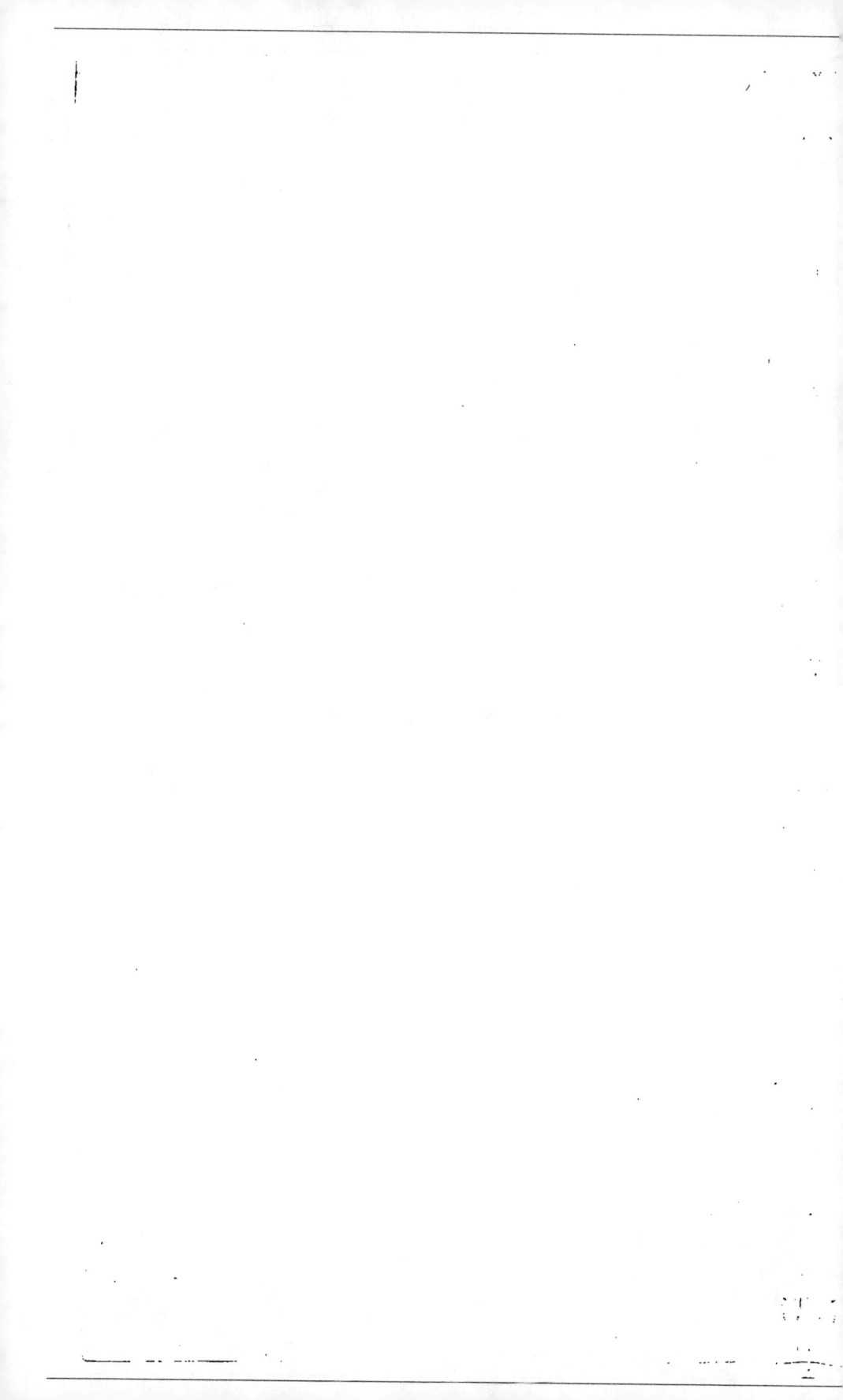

HYGIÈNE PUBLIQUE

DE

LA RÉFORME SANITAIRE

DES ÉVÉNEMENTS PROVIDENTIELS QUI L'ONT AMENÉE

DES CAUSES HUMAINES QUI EN RETARDENT L'APPLICATION

PAR

Évariste BERTULUS

CHEVALIER DE LA LÉGION D'HONNEUR, OFFICIER DE L'INSTRUCTION PUBLIQUE, PROFESSEUR DE CLINIQUE MÉDICALE ET ANCIEN PROFESSEUR D'HYGIÈNE NAVALE A L'ÉCOLE DE MÉDECINE, L'UN DES MÉDECINS DE L'EXPÉDITION DU MEXIQUE EN 1838-1839, MEMBRE DES ACADÉMIES DE MONTPELLIER, MILAN, TURIN, CADIX, BARCELONE, DES SOCIÉTÉS DE MÉDECINE DE PARIS, LYON, BORDEAUX, NANTES, MARSEILLE, ET DE PLUSIEURS AUTRES SOCIÉTÉS SAVANTES NATIONALES ET ÉTRANGÈRES.

MONTPELLIER

TYPOGRAPHIE DE BOEHM & FILS, PLACE DE L'OBSERVATOIRE
Éditeurs du Montpellier médical.

1867

HYGIÈNE PUBLIQUE

DE
LA RÉFORME SANITAIRE

Des événements providentiels qui l'ont amenée

DES CAUSES HUMAINES QUI EN RETARDENT L'APPLICATION

50
34

HYGIÈNE PUBLIQUE

DE

LA RÉFORME SANITAIRE

DES ÉVÉNEMENTS PROVIDENTIELS QUI L'ONT AMENÉE

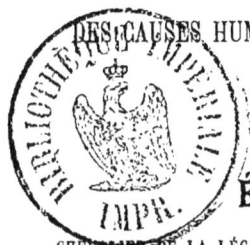

DES CAUSES HUMAINES QUI EN RETARDENT L'APPLICATION

PAR

Évariste BERTULUS

CHEVALIER DE LA LÉGION D'HONNEUR, OFFICIER DE L'INSTRUCTION PUBLIQUE,
PROFESSEUR DE CLINIQUE MÉDICALE ET ANCIEN PROFESSEUR D'HYGIÈNE NAVALE
A L'ÉCOLE DE MÉDECINE, L'UN DES MÉDECINS DE L'EXPÉDITION DU MEXIQUE
EN 1838-1839, MEMBRE DES ACADÉMIES DE MONTPELLIER, MILAN, TURIN,
CADIX, BARCELONE, DES SOCIÉTÉS DE MÉDECINE DE PARIS, LYON, BORDEAUX,
NANTES, MARSEILLE, ET DE PLUSIEURS AUTRES SOCIÉTÉS SAVANTES NATIO-
NALES ET ÉTRANGÈRES.

MONTPELLIER

TYPOGRAPHIE DE BOEHM & FILS, PLACE DE L'OBSERVATOIRE
Éditeurs du MONTPELLIER MÉDICAL.

1867

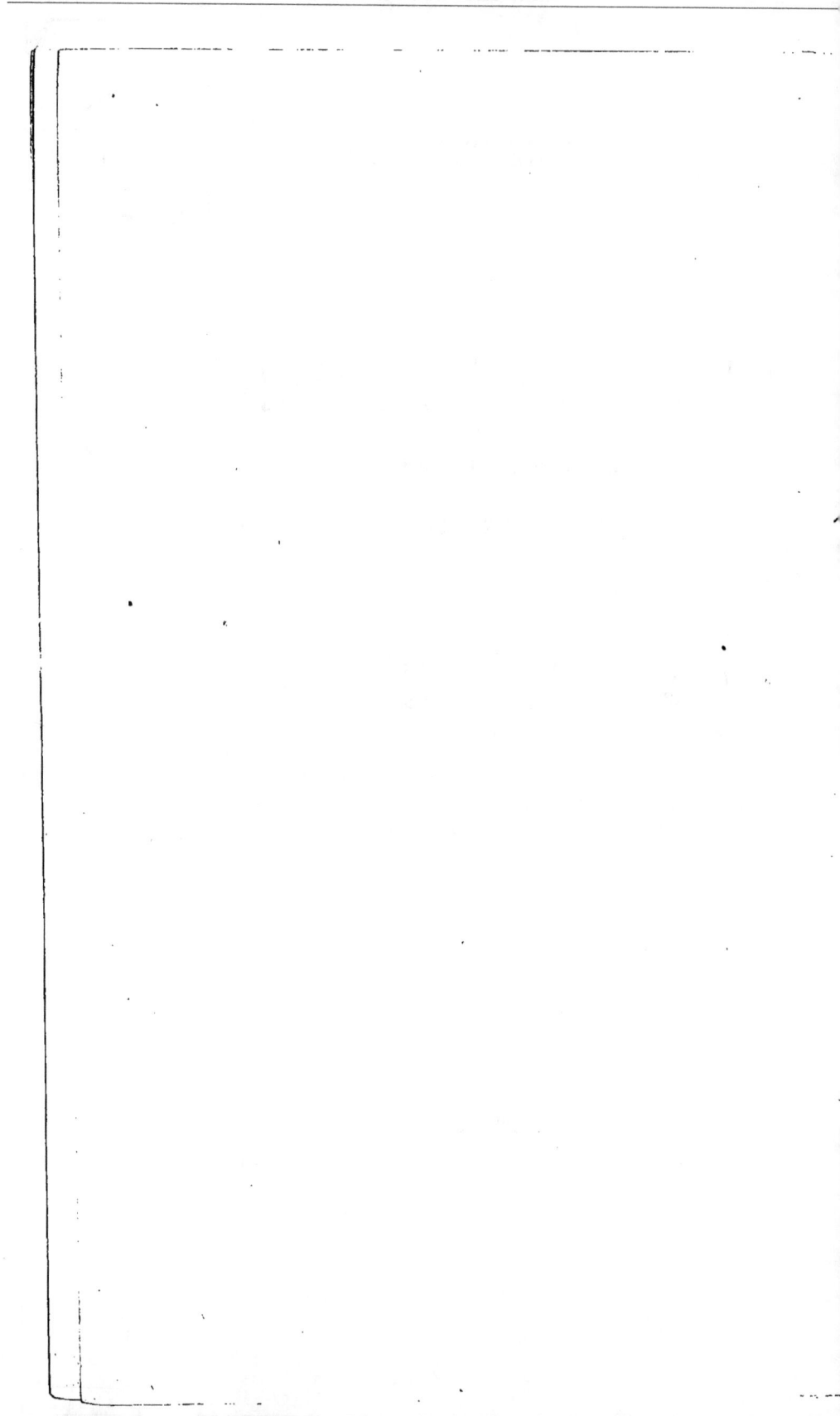

A

L'ACADÉMIE DES SCIENCES

DE L'INSTITUT

POUR

le puissant concours moral qu'elle a prêté à la réforme sanitaire et au triomphe des saines doctrines médicales en 1865-1866;

ET

A Don Pierre-Philippe MONLAU

Délégué de l'Espagne

aux Congrès sanitaires de Paris et de Constantinople, Commandeur de l'Ordre royal de Charles III, Chevalier de la Légion d'Honneur, Membre titulaire de l'Académie espagnole, du Conseil supérieur de santé d'Espagne et de l'Académie royale de médecine de Madrid, etc.

COMME

un témoignage public de sincère affection, de très-haute estime et de vive gratitude pour les sympathies dont il veut bien m'honorer.

Evariste BERTULUS.

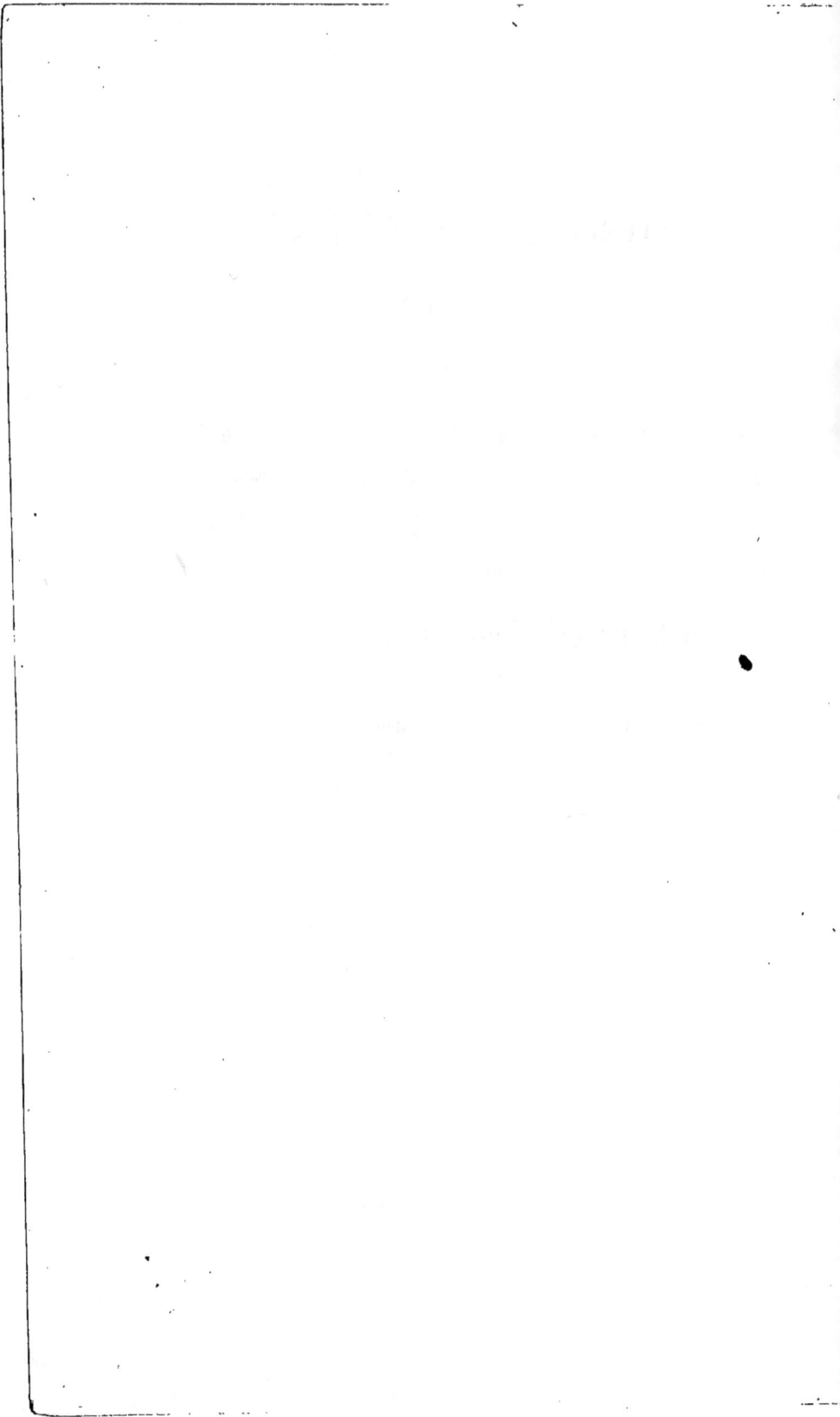

AVANT-PROPOS.

N'en déplaise à toutes les personnes et spécialement aux médecins qui ont adopté la fameuse devise : *le temps, c'est de l'argent*, le commerce et l'industrie ne sauraient prospérer sans le concours de la santé publique, et nous devons tous souhaiter, à cette heure, en bons Français, que le choléra qui a été importé d'Égypte à Marseille, en 1865, et qui est encore debout dans le Nord, ne vienne pas, au beau milieu de l'Exposition universelle, par une sorte de choc en retour, fournir une nouvelle preuve de cette vérité devant laquelle s'incline aujourd'hui la race Anglo-Saxonne, avec le sens pratique qui la distingue.

Pourquoi les gouvernements européens, instruits par une funeste expérience et éclairés d'ailleurs par la plus compétente des assemblées, par le Congrès de Constantinople, ne se décident-ils pas enfin à reconstruire le pacte sanitaire international ? C'est ce qu'il est assez difficile de comprendre ; ne faut-il pas attribuer ce retard, que rien autre ne peut expliquer, aux menées des gens de commerce et d'industrie, à l'influence néfaste de quelques anti-contagionnistes endurcis, qui, au lieu de se faire justice et de céder à l'opinion publique qui les met à l'index, continuent à agir sur l'Administration française ; après lui avoir suggéré l'idée devenue si féconde du Congrès sanitaire, espérant qu'il consacrerait leurs erreurs, ils ne négligent rien maintenant pour en annihiler les résultats, qui en sont la condamnation formelle.

Les gouvernements ne doivent pas oublier pourtant que la lourde responsabilité qui pesait naguère exclusiment sur le Corps médical fourvoyé, leur incombe en ce moment sans partage, et notre Administration doit, plus qu'aucune autre, se préoccuper de ce fait, puisqu'elle a eu l'initiative des mesures internationales à prendre contre le choléra ; sa sollicitude envers nos populations maritimes, si exposées aux importations pestilentielles, ne doit pas rester au-dessous de celle dont elle a fait preuve dans ces derniers temps pour la conservation du capital bestial, et elle ne doit plus s'exposer, ce me semble, à ce qu'un journal puisse dire une fois encore, à l'exemple de l'*Union médicale de la Gironde* (n° d'octobre 1865) : « *Puisque nos bœufs ont échappé au typhus, grâce aux mesures sanitaires, il faut bien reconnaître que dans certaines circonstances il vaut mieux être Bête que Provençal.* »

Le torrent anti-contagionniste qui avait emporté nos vieilles et sages institutions sanitaires, étant enfin absolument à sec, et *le remaniement prochain, forcé* de notre législation prophylactique ne pouvant être mis en doute, il m'a semblé que mon rôle de défenseur officieux, ou, si l'on veut, de *Don Quichotte des quarantaines*, était arrivé à son terme, et qu'après une polémique longue, ardente, soutenue sous trois gouvernements différents, mais contre la même coterie officielle, — circonstance qui prouve mieux que tous les raisonnements possibles que la politique n'en fut jamais le mobile, — il m'a semblé, dis-je, qu'il ne me restait plus qu'à écrire le dernier chapitre de mon histoire de la question depuis l'importation de Saint-Nazaire jusqu'à la clôture du Congrès de Constantinople, à rappeler enfin mes services, mes travaux dans leur ordre chronologique, et par suite mes droits à l'estime de mes concitoyens, seule récompense que, de l'aveu même de mes adversaires, j'aie jamais poursuivie. S'il est notoire, en effet, qu'en dépit d'une compétence toute spéciale, et qu'il m'est permis de revendiquer hautement, je n'ai jamais sollicité des ministres ou de leurs commettants aucun de ces emplois sanitaires

pour l'obtention desquels nous assistons depuis quelque
temps à une sorte de course au clocher, on ne saurait
trouver étrange ou de mauvais goût que je vienne
prendre dans la sphère pure de la science, où je me suis
strictement tenu, dont je désire ne jamais sortir, la place
qui m'appartent légitimement, au milieu des hommes
généreux qui, médecins ou non, ont défendu comme
moi la cause sacrée de l'hygiène publique, tant en
France qu'à l'étranger.

Tel est le but que je me propose de remplir dans ce
petit écrit, qui donnera d'ailleurs une idée très-exacte
de l'état actuel de la question sanitaire ; je l'adresse
particulièrement aux nombreux Corps savants dont je
suis membre, aux confrères espagnols, italiens, levan-
tins, russes, belges et américains, avec lesquels je suis en
correspondance suivie et en sympathie complète d'idées ;
enfin à toutes les personnes qui, de près et de loin, se
sont préoccupées de la question, ou qui possèdent dans
leur bibliothèque le livre que j'ai publié en 1864[1], et
dans lequel j'ai fait tant de prédictions qui se sont véri-
fiées depuis. Les principes médicaux que j'ai défendus
tout seul en France pendant près de trente ans, au
milieu d'une critique toujours moqueuse et souvent
hostile, viennent d'être restaurés par le Congrès de

---

[1] *Marseille et son intendance sanitaire*, 1 vol. grand. in-8º de 500 pag.;
Germer-Baillière, éditeur à Paris.

Constantinople, et leur triomphe sous le rapport scientifique, sinon administratif, est maintenant un fait accompli, irrévocable; qu'ai-je de mieux à faire, dans cette occurrence, que de tendre loyalement la main à mes anciens antagonistes devenus si brusquement mes coreligionnaires, et à prendre date avec l'école contagionniste de ce magnifique résultat? Du reste, il ne faut pas l'oublier, à toutes les époques les publications du genre de celle-ci ont été permises; on ne trouva jamais extraordinaire que les prétendants aux fauteuils de l'Institut, de l'Académie de médecine, aux chaires des Facultés, publiassent, à l'appui de leurs candidatures, la liste de leurs titres et de leurs travaux; contesterait-on seulement ce droit si naturel aux ouvriers de la pensée, qui, ne visant qu'à la considération des honnêtes gens, refusent de se vendre à aucun prix, dans ce siècle de brocantage où l'on trafique de tout, et dont la seule ambition consiste à faire le plus de bien possible à une société corrompue, au détriment même de leurs intérêts matériels? Une pareille exclusion, si elle pouvait avoir lieu, ne serait pas seulement injuste, on en conviendra, elle serait absurde.

Marseille, 20 mars 1867.

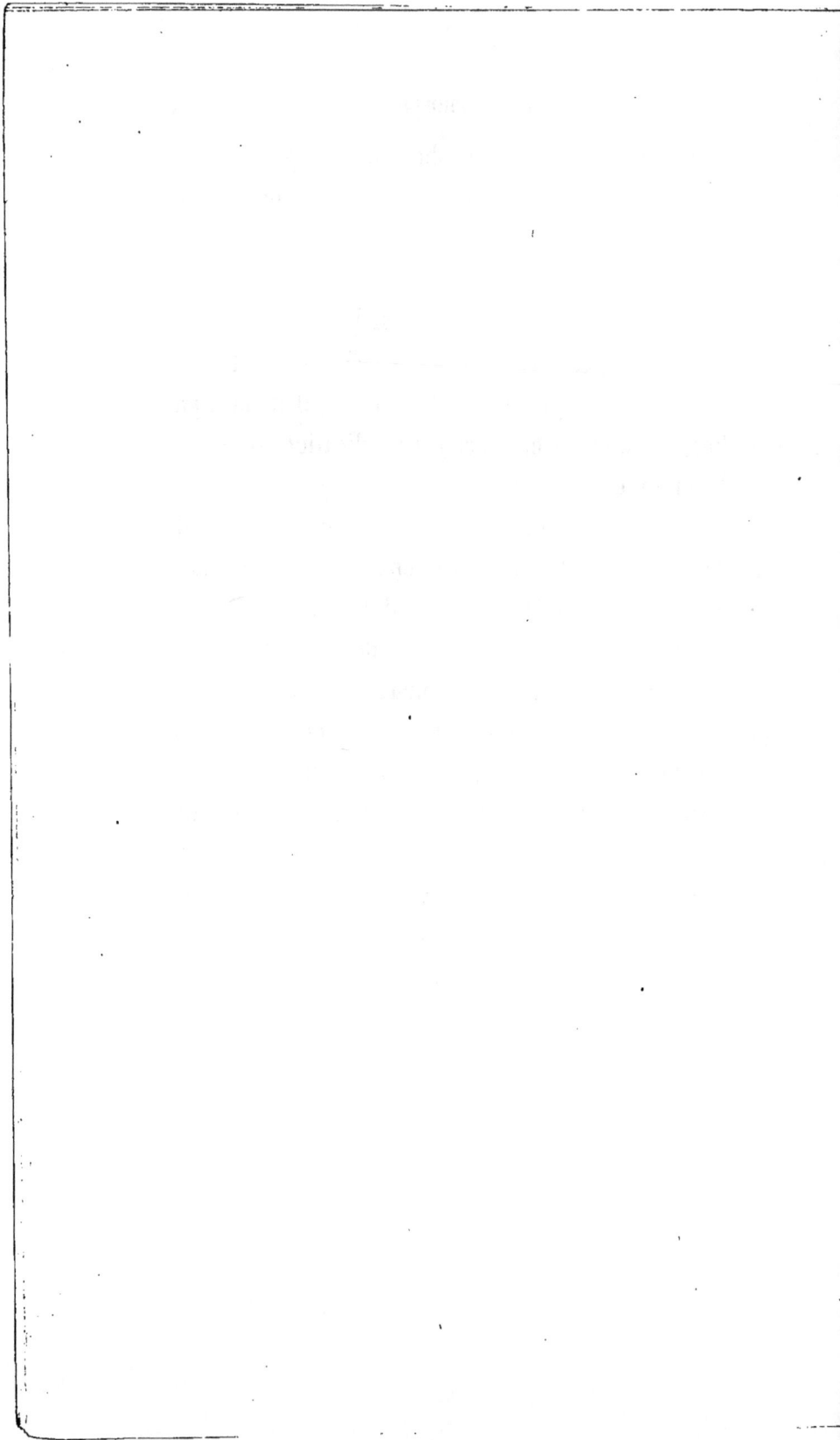

DE

LA RÉFORME SANITAIRE

Des événements providentiels qui l'ont amenée

DES CAUSES HUMAINES QUI EN RETARDENT L'APPLICATION

Le hasard n'est rien et ne peut rien par lui-même, ce n'est que le vain mot inventé par l'ignorance pour s'expliquer ce qu'elle ne saurait comprendre. Quant au dogme du fatalisme, sur lequel le législateur arabe *Mohammed* a basé sa religion, et dont la société décrépite de l'Islam recueille à notre époque les fruits amers, qui pourrait s'en accommoder parmi nous ? Mais si l'homme est né libre, absolument libre dans le bien comme dans le mal, tant que son âme fonctionne dans un corps sain, s'il n'appartient qu'à lui seul de faire dominer l'un ou l'autre de ces principes dans l'ordre social, il ne faut pas induire de ce fait que *Dieu* l'a livré complètement à lui-même sans secours et sans direction. Pour ma part, j'ai toujours repoussé avec dégoût cette détestable doctrine, et plus j'avance dans la vie, plus elle m'est antipathique.

Lorsque je réfléchis, par exemple, aux diverses phases de ma carrière médicale, à mon caractère ardent, persévérant, inflexible, que les années, les fatigues, les déceptions de la vie n'ont pu encore abattre ; à cet amour incarné de la vérité et de l'indépendance qui me possède, j'arrive parfois à me dire que, malgré mon infimité, j'ai été peut-être l'instrument ou du moins l'un des principaux instruments dont la Providence s'est servie pour ramener l'attention sur les principes méconnus, oubliés, et pourtant si vrais et si utiles, du contagionnisme[1].

Encore étudiant en médecine, j'avais déjà vu de près, dans les hôpitaux de la marine et sous la direction de maitres habiles qui ont laissé des traces dans la science, le typhus nosocomial, de nombreux cas de choléra indigène et la grande épidémie de choléra asiatique de 1835 ; bientôt de fréquents voyages dans les pays chauds me fournirent l'occasion d'observer le typhus paludéen, les fièvres intermittentes et rémittentes simples et pernicieuses, enfin la fièvre jaune, que je pus étudier à son foyer et dans quatre localités différentes. Fils unique de veuve, il avait été ques-

---

[1] En 1830, le contagionnisme n'était plus de mise à Paris, et quelque éminent que pût être un médecin, il était voué au ridicule dès l'instant qu'il en faisait profession. « Lorsque, convaincu de la contagion du choléra, dit M. Béclard (Éloge de Delpech), l'illustre chirurgien exposa son opinion à Paris, devant une commission spéciale, et avec cette énergie courageuse qu'il apportait en toute chose, on le blâma de sa franchise, on s'éleva avec une grande vivacité contre les mesures qu'il proposait ; *peu s'en fallut qu'il ne fût taxé de mauvais citoyen.* »

tion dans ma famille de m'empêcher de faire cette campagne scabreuse, et de me diriger désormais vers la médecine
civile ; mais je m'obstinai sans motif à ne pas changer ce
que j'appelais alors *mon étoile*, malgré des nouvelles sinistres
récemment arrivées du Mexique, et je partis poussé, en-
traîné sans doute, par la même force qui n'a pas cessé
depuis d'agir sur moi.

Ce fut au retour de ce voyage, qui avait failli me devenir
fatal et dont j'ai raconté ailleurs les péripéties, que ma
mission humanitaire commença à se dessiner. En quaran-
taine pour trente-cinq jours au lazaret de Brest, pendant
les mois de juin et de juillet 1839 et pour cause de fièvre
jaune, j'y fis incinérer quelques objets de literie et des
vêtements qui provenaient des nombreux malades que
j'avais traités pendant la traversée ; ce fut cette mesure,
bien simple en elle-même, qui me mit tout à coup aux prises
avec l'école anti-contagionniste, toute-puissante alors par
l'influence de son chef feu le Dr Chervin. Ce médecin parla
de moi dans une séance de l'Académie en termes blessants
pour mon amour-propre, m'accusant d'avoir occasionné
sans utilité une perte importante à l'État, aux familles de
mes marins, et d'avoir manqué à mon mandat en négli-
geant de faire nettoyer *le vaigrage* de ma corvette, siège
essentiel, disait-il, de l'infection qui avait produit l'épidémie.
Or, les objets incinérés ne valaient pas cent francs, tant ils
étaient souillés et détériorés, la cale parfaitement propre
ne contenait que du lest en fer (vieux canons et boulets); en
outre, il était notoire que la fièvre jaune avait été commu-
niquée à mon équipage par des soldats pris à la Martinique,
où le fléau régnait, et qui avaient été mes premiers ma-

lades. Quant au vaigrage, le Dr Chervin ne l'aurait certes pas mis en avant s'il avait pu savoir au juste ce que c'était[1].

Ayant eu connaissance de ces attaques, je crus devoir envoyer à l'Académie un mémoire justificatif; mais l'examen en ayant été confié au Dr Chervin lui-même, qui devenait par là juge et partie, je le fis paraître dans les *Annales maritimes et coloniales*, et je déclare ici en toute sincérité que dans cette circonstance, comme dans toutes celles où je pris depuis pour tribune des feuilles étrangères à la médecine, je fus toujours forcé d'agir ainsi, pour contre-carrer de puissantes influences qui me fermaient l'accès des journaux spéciaux, en vertu de la conspiration du silence organisée contre la province par la *charbonnerie médicale de Paris*.

Je n'entrerai pas ici dans le détail de ma lutte contre Chervin, je l'ai racontée ailleurs ; qu'il me suffise de dire qu'à peine âgé alors de 29 ans, j'aurais fini par céder à mon puissant antagoniste, s'il ne m'avait poussé à bout par des attaques incessantes dont les bulletins de l'Académie et les journaux de médecine de l'époque peuvent encore témoigner. Irrité par les démentis audacieux que je recevais de lui toutes les fois qu'il était question des événements de la *Caravane*, je jurai *in petto*, en véritable enfant du mistral et du soleil, que je ne lui céderais jamais, et dès ce moment

---

[1] *Vaigrage*. — Assemblage de bordages qui revêtent intérieurement la membrure des vaisseaux, et qui sont cloués et chevillés sur elle (*Dictionnaire de marine*). Comment donc visiter et nettoyer ce qui est cloué? du reste, à quoi servirait ce nettoiement, puisque rien ne sort du vaigrage ni ne peut y entrer?

je me lançai à pleines voiles sur l'océan de la polémique sanitaire, sans m'inquiéter de ses tempêtes, de ses naufrages, car je sentais qu'il y avait en moi l'étoffe d'un missionnaire de la vérité.

Je publiai donc en octobre 1840 mon premier essai, qui avait le titre suivant : *De l'importation de la fièvre jaune en Europe, mémoire qui établit sur des faits authentiques le danger des relations avec les Antilles et l'incertitude de quelques théories médicales.* Je le fis tirer à 500 exemplaires, que je ne vendis pas, selon mon habitude, mais que je distribuai à l'Académie, aux trois Écoles de médecine navale et à plusieurs Sociétés de médecine nationales et étrangères.

La lecture de ce travail de 150 pages environ consterna Chervin, et ce n'était pas sans raison ; par un effet de la chance dont je jouissais, j'avais pu voir en effet, pendant mon séjour au Mexique et sur la *Caravane*, tout ce que se refusait à admettre mon adversaire : des faits de contagion lumineux et incontestables, des incubations de trois semaines, des cas nombreux avec ictère et vomissement noir par 14°, 15°, 12°, et même 10° du thermomètre de Réaumur, et par 44°, 45°, 46°, 47° et 48° de latitude boréale. Or, *comment réfuter ou démentir de tels faits, lorsqu'ils se sont passés devant 400 hommes, et que les tables de loch d'un vaisseau en font foi?* Le Dr Chervin et ses principaux disciples, parmi lesquels je citerai notre compatriote feu le Dr Fabre, rédacteur en chef de la *Lancette* et auteur du Dictionnaire des Dictionnaires, l'essayèrent, mais en vain, tout resta debout en dépit de leurs efforts. On trouve aujourd'hui le résumé des événements de la

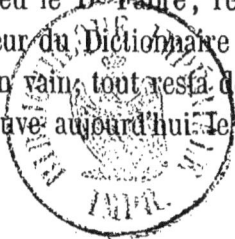

Caravane dans une foule de thèses et dans les principales
monographies de la fièvre jaune qui ont été publiées depuis en France, en Italie, en Espagne, et jusques en
Angleterre. Enfin, M. le professeur Anglada (de Montpellier)
les a rapportés dans son excellent livre, dont il sera bientôt
question. Dès l'apparition de ma brochure, les Drs Kéraudren,
Foullioy, Bally et Pariset, intéressés à la question, m'é-
crivirent spontanément pour m'encourager et me féliciter,
et c'est de cette époque que datent mes relations et ma
correspondance avec ces derniers.. « *Vous avez vu ce que
nous avons vu*, m'écrivaient-ils, *vous tirez les mêmes
conclusions que nous, et votre travail fait à la fois l'é-
loge de votre raison et de votre courage.* » (Lettre du
25 janvier 1841.)

Quelques mois après, la Société de médecine de Bordeaux
couronna et fit insérer dans [son estimable recueil un
mémoire que je lui avais adressé, *sur les causes et la
nature de la fièvre jaune*; j'y considérais cette maladie
comme une forme particulière de la rémittente bilieuse des
marais, et je faisais jouer, dans son étiologie, un rôle important aux gisements madréporiques sous-marins et *à la
phosphorescence des eaux de la mer*, le long des côtes
du Mexique et dans le port si malsain de la Havane. Ici
je me trouvais d'accord avec Chervin, qui professait, on
le sait, la nature paludéenne du fléau, et il n'y avait de
neuf dans ce travail que mes observations sur les madré-
pores et la phosphorescence des eaux. Mais je ne tardai pas
à abandonner, et de grand cœur, cette étiologie, dont l'expérience me démontra l'inanité, et que feu M. Mêlier a fait
revivre en 1865, c'est-à-dire vingt ans après, dans la dis-

cussion de son rapport sur la fièvre jaune de Saint-Nazaire,
sans paraître savoir pourtant que je l'avais professée avant
lui. Je crois devoir rappeler ici, à propos de cette théorie
très-spécieuse, mais réfutée par une étude plus approfondie
des faits, que dans mon histoire de la question sanitaire publiée en 1864, j'ai établi avec conviction que le *vomito*
résulte d'un germe vivant, probablement parasitique, qui
existe en permanence sur le littoral de l'estuaire mexicain,
et qui est invariablement importé partout ailleurs où ses
effets se montrent, sans en excepter l'archipel des Antilles
lui-même. On a dit que la fièvre jaune n'était que le typhus
d'Amérique, et mon illustre maître Bally a professé quelque
temps cette opinion, de prime-abord séduisante, mais elle
n'est pas admissible. *Nous pouvons en effet faire naître
le typhus à volonté, en créant certains foyers d'infection*;
mais l'oubli le plus complet des règles de l'hygiène ne
pourra jamais créer le moindre cas de fièvre jaune, de peste
ou de choléra, c'est là un fait positif qu'on peut accepter
les yeux fermés. Ainsi, par exemple, qu'un vaisseau mal
tenu, encombré, ayant dans sa cale des subtances végéto-
animales en fermentation, croise dans le golfe du Mexique,
il verra naître sur son bord le typhus naval, qui n'est en
réalité que le typhus proprement dit combiné avec le scor-
but; mais tant qu'il ne communiquera pas, soit avec le
continent, soit avec l'archipel américain, soit avec des navires ayant des cas de *vomito*, il sera à l'abri de ce fléau,
et cela en dépit de la chaleur, de l'humidité atmosphé-
rique, etc. Donc le vomito tient à une cause spécifique, et
ce qui achève bien de démontrer que cette cause n'existe
en principe que sur le continent américain (Vera-Cruz,

Nouvelle-Orléans), c'est qu'aux îles du Vent, par exemple, dont les conditions géologiques, météorologiques, etc., sont invariables, le fléau reste quelquefois douze ans sans signaler sa prétendue endémicité, même par des cas sporadiques, comme cela est arrivé de 1830 à 1838.

Ce fut aussi vers la fin de 1841 que je fis insérer, dans le journal de la Société de médecine de Bordeaux, un travail sur la transmissibilité et l'importabilité du choléra asiatique; les faits qui en formaient la base et que j'avais recueillis en Catalogne, furent vivement attaqués par d'honorables médecins, car à cette époque on ne voulait pas même accepter les lumineux enseignements fournis par le fait de *la Melpomène*, qui aurait suffi à lui seul pour établir solidement la doctrine de l'importation du choléra, professée dès 1832 par Delpech, Bally et Pariset; le corps médical était frappé d'une véritable cécité.

Après avoir fait valoir ce fait, à l'exemple de mes maîtres les Drs Levicaire et Raynaud, je fis imprimer à Montpellier, en 1843, mon *Essai sur l'intoxication miasmatique*, et je consignai dans ce travail, entre autres matériaux pratiques, mes études sur l'incubation et la période prodromique de la fièvre jaune, études qui furent déclarées tout à fait neuves par divers corps savants, et en particulier par la Société de médecine pratique de Montpellier, où siégeaient tous les professeurs de l'École [1].

Cette même année, le Dr Chervin succomba à une apoplexie cérébrale, et me laissa aux prises avec ses princi-

_____

[1] Voy. le tom. VIII du recueil de cette Société, pag. 314.

paux disciples; des changements continuels de régime, de vives et fatigantes émotions provoquèrent, dit-on, sa fin prématurée; pendant près de trois ans mes discussions avec lui avaient été incessantes. Profondément divisés sous le rapport scientifique, nous avons eu néanmoins ce point de contact que, pendant le cours de notre carrière, nous n'avons jamais exploité à notre profit la question sanitaire, comme l'ont fait et le font encore tant d'autres médecins. Ce désintéressement, sur lequel personne ne peut élever le moindre doute, fait valoir notre bonne foi respective; seulement, l'un de nous était nécessairement dans l'erreur, et M. Mêlier lui-même a déclaré, en 1863, *que son maître avait mal vu, mal apprécié les faits.*

De 1843 à 1845, je fis de nouveaux voyages dans les ports du sud de l'Espagne, que j'avais déjà beaucoup fréquentés, et j'y achevai sous la direction de Pariset et de Bally, qui m'avaient fourni *ad hoc* de précieux documents, mon enquête officieuse sur les prétendus foyers d'infection, mis en avant par l'École anti-contagionniste, pour les besoins de sa doctrine de l'origine locale des épidémies de fièvre jaune. Bien que tout fût resté *in statu quo* dans ces ports, je ne retrouvai aucune trace de ces foyers, et les médecins espagnols que j'interrogeai sur ce point, m'assurèrent que ces épidémies avaient toujours été le fait de l'importation, fait facile à démontrer partout, et que l'esprit de système seul avait pu nier.

En 1845, après avoir fait, sous les ordres de l'amiral prince de Joinville, la glorieuse campagne du Maroc, je me décidai à changer de carrière, à cause d'une amaurose consécutive à la fièvre jaune dont j'avais été atteint, et

2

dont les conséquences m'inquiétaient. Qui put alors me pousser vers Marseille, où je ne connaissais personne, plutôt que vers Paris, où j'avais un ministre pour protec-. teur (M. de Salvandy), des parents et de nombreuses connaissances ? Je l'ignore : je ferai remarquer seulement qu'à peine installé dans ma nouvelle résidence, j'y vis surgir tout à coup dans la presse locale et à l'occasion d'une nouvelle décision de M. Cunin-Gridaine, ministre du Commerce, la question sanitaire. La même influence qui m'avait envoyé au Mexique pour m'y faire voir des faits extraordinaires, des vérités méconnues, etc., m'amenait évidemment à Marseille, la ville du monde la plus inté-ressée, sans contredit, au maintien des quarantaines, et dont la courageuse résistance, aiguillonnée par de trop fré-quentes calamités, a tant contribué, dans ces derniers temps surtout, au triomphe du contagionnisme ; ce fut alors, quoi qu'il en soit, que je devins le médecin et l'ami du savant Henry-Abel, et que parurent mes premiers articles sur la question, dans la *Gazette du Midi*.

Vers la fin de 1845, Pariset, qui comptait encore sur les sympathies doctrinales du successeur de Chervin, feu M. le Dr Prus, me l'adressa à Marseille ; la première fois que je le vis, il m'affirma, en présence de son frère, aujourd'hui consul de France, qu'*il n'était venu parmi nous que pour trouver, recueillir des arguments en faveur des quarantaines.* Mais ce n'était là qu'une subtilité de langage, et la teneur de son rapport prouva ultérieure-ment qu'en réalité il n'avait fait le voyage que pour recon-naître la place qu'il se proposait déjà de prendre d'assaut, c'est-à-dire l'*intendance sanitaire* ; il n'eut pas le temps du reste de mener son œuvre à bonne fin, car il fut arrêté prématurément par la mort, au moment où il allait en recueillir le fruit. M. Mêlier, son collègue à l'Académie et son coreligionnaire, lui succéda comme chef de la doctrine anti-contagionniste.

Avant le départ de M. Prus pour l'Égypte et pendant la discussion même de son fameux *rapport sur la peste* et les quarantaines, j'envoyai à l'Académie un travail intitulé : *Remarques sur les dernières conclusions du rapport de M. Prus*. Pariset, n'ayant pu parvenir à le lire en séance, obtint son insertion *in extenso* dans la *Gazette médicale de Paris* (n° du 17 octobre 1846), où M. Jules Guérin l'offrit à ses abonnés « *comme un excellent résumé critique de la discussion* ». J'y insistais surtout sur l'impossibilité de fixer d'une manière invariable l'incubation de la peste, qui d'après M. Prus n'excédait jamais huit jours, et je citais un grand nombre de cas authentiques d'incubation bien plus longue. Que se passa-t-il à l'Académie, à l'occasion de ce mémoire ? je n'ai jamais pu le savoir au juste, mais je reçus de Pariset une lettre qui me porta à admettre qu'on soupçonnait mon vieil ami de me renseigner sur les débats intimes de la Commission de la peste, dont il était membre.

« Quoi que je vous écrive, mon cher enfant, me disait-il, n'en dites rien à personne, car on me fait ici les plus grosses affaires des plus simples vétilles, et le repos, la paix sont nécessaires à ma triste vieillesse. »

En 1846, je contribuai puissamment à faire triompher l'opinion contagionniste, dans la section de médecine du Congrès scientifique, composée de plus de 100 médecins français et étrangers ; sur 60 d'entre eux qui prirent part au

.vote, 58 se prononcèrent pour le maintien des quarantaines, et les Drs Pirondi père et fils, Giraud Saint-Rome, Raymond Faure et Robert unirent dans cette circonstance leurs efforts aux miens. Ce dernier, médecin du lazaret à cette époque, nous égaya beaucoup en nous racontant ses démêlés quarantenaires, en 1837, avec un puissant personnage qui l'avait menacé de la destruction de *sa baraque* (le lazaret), menace qui s'est réalisée dix-huit ans après.

Bien convaincu de la vérité de ce principe de Machiavel, que *lorsqu'on tient son ennemi pour la première fois il faut commencer par le tuer*, l'école anti-contagionniste, devenue matériellement puissante en 1848 par l'arrivée au ministère de M. le Dr Recurt, fit supprimer le Conseil supérieur de santé du royaume, où siégeaient Bally, Pariset, Keraudren, Ségur-Dupeyron, Moreau de Jonnès, etc. Cette mesure, qui était au fond aussi injuste que brutale, fut prise sous le manteau de la politique, et c'est ici le lieu de le faire remarquer : ces audacieux novateurs qui évitèrent constamment d'accepter le débat public et sérieux de leurs théories, débat qui leur fut loyalement offert en tant d'occasions, affectèrent toujours de présenter leurs adversaires, aux yeux des gens du monde, comme des légitimistes, des cléricaux, des rétrogrades et des ennemis du gouvernement établi. Aujourd'hui même, au milieu de notre triomphe, ceux d'entre eux qui ont gardé pied-blanc dans les régions officielles, et dont le pseudo-libéralisme est généralement apprécié, feignent de croire que les mesures que nous réclamons contre le grand pèlerinage musulman, avec l'appui du Congrès sanitaire, ne sont qu'un prétexte pour donner cours à notre fanatisme catholique, et pour op-

primer la liberté de conscience. Au point de vue de ses actes
et de ses accusations aussi injustes qu'absurdes, nous avons
encore notre revanche à prendre sur l'école de Chervin, déjà
morte de fait, et j'ai la ferme espérance que cette revanche
viendra en son temps, comme tout ce qui est écrit sur le
grand livre de la justice de *Dieu.*

Vers la fin de 1848, le choléra se montra à Lille, à Fé-
camp, etc.; et le 4 août 1849, des étrangers nouvellement
descendus à l'hôtel du Prado, à 3/4 de lieue de Marseille,
en furent atteints. Le fléau envahit ensuite la ville et l'hôpital, où les deux premiers malades furent une femme de
chambre et un garçon appartenant audit hôtel du Prado.
En quatre mois, il enleva 2452 individus. C'est cette même
épidémie que M. le Dr Cazalas a cru devoir traiter comme
un mythe dans le journal *l'Abeille médicale* (année 1866
page 324), n'appuyant cette étrange négation que sur une
enquête officieuse et secrète de M. le Dr Dugas, enquête
que le corps médical de Marseille ne voulut pas ratifier,
et ne disant absolument rien du rapport plein d'exactitude
et d'intérêt présenté par notre excellent confrère M. Méli
à la Société impériale de médecine. Mais c'est ainsi que les
médecins anti-contagionnistes écrivent toujours l'histoire,
et personne n'a oublié ici qu'au beau milieu de l'épidémie
de 1865, un médecin des Messageries impériales, M. le
Dr Santi, n'a pas craint d'affirmer dans un écrit qu'il n'y
avait de cholériques ni dans les hôpitaux ni en ville, et
que le mal n'existait que dans les imaginations timorées.

De 1850 à 1860 j'assistai, dans une sorte de stupéfaction, au coup d'état anti-sanitaire de feu M. le Dr Mêlier :
l'intendance et *sa baraque* furent supprimées, selon la

prédiction de 1837, et leurs archives envoyées à Paris,
sans doute parce que, riches en documents qui protestaient
avec éloquence contre les témérités du jour, on était bien
aise de les faire disparaître. Trop faible et trop isolé pour
arrêter l'avalanche, je me jetai de côté pour la laisser passer.
Bientôt, en dépit des remarquables efforts de M. le Dr Monlau,
délégué de l'Espagne, le Congrès de Paris m'enleva mes
dernières espérances. Je m'éloignai donc pour le moment
d'une question que je savais par expérience aussi vivace que
celle d'Orient, mais qui entrait évidemment dans une phase
comateuse, et je me livrai, pour me distraire de mes in-
fortunes contagionnistes, à d'autres travaux. Ce fut en effet
à cette époque que je publiai successivement les ouvrages
suivants : *Recherches sur la nocuité du gaz de Light dans
l'intérieur des villes. — Mémoire clinique sur les fièvres
typhoïdes qui ont régné à Marseille en 1853, et sur leur
traitement par le quinquina. — Essai sur la colique et
l'iléus, causes, nature, traitement, lésions anatomiques.
— Diagnostic différentiel des maladies du foie et application à ce diagnostic des règles de l'analyse philosophique.
— De la saignée au début des fièvres éruptives. — De
l'action réelle de la chaleur, du froid, de l'humidité, et
de la résistance vitale à ces agents. — Des fièvres intermittentes et des moyens d'obvier à la dégénération des
masses dans les pays paludéens. — De l'impuissance de
la médecine à fonder et à soutenir le matérialisme.*
L'avant-dernier travail, envoyé à Bordeaux, où la question
des fièvres intermittentes avait été mise au concours, obtint
une médaille d'or de 200 francs.

En 1854, le choléra, qui fut importé du château des

papes. d'Avignon à l'hôpital militaire de Marseille, qui envahit ensuite progressivement la ville, et dont nous gratifiâmes à notre tour la Turquie, la Crimée et autres lieux, le choléra, dis-je, m'occupa beaucoup comme praticien, mais je n'eus rien à écrire pour en faire ressortir l'origine, qui était parfaitement connue et acceptée, si ce n'est à Paris, qui ne veut jamais voir dans les importations que des coïncidences merveilleuses entre l'arrivée dans les ports de certaines provenances, et la formation subite de constitutions épidémiques. C'est ainsi que, d'après lui, la constitution cholérique a attendu, pour se signaler à Marseille, à la Guadeloupe, etc., l'arrivée de navires cholérisés, et qu'en Sicile elle n'a jugé convenable de se montrer qu'au moment où une armée compromise débarquait dans ses ports. O Parisiens, Parisiens ! comment vous qualifier si vous pouviez être de bonne foi!....

Pendant que je reprenais haleine, attendant que des circonstances moins difficiles me permissent de remonter sur la brèche sanitaire, la sublime Prévoyance qui assure à la fois l'ordre physique et l'ordre moral dans l'univers, ne perdait pas de vue les intérêts de la vérité médicale, tant en France que dans les pays circonvoisins. Ce fut, en effet, de 1850 à 1860 que des importations de fièvre jaune à Sainte-Croix de Ténériffe, à Lisbonne à Oporto, démontrées clairement et sans réplique par les Drs Vergara, Guyon, Fernand del Busto et d'Alvavenga, commencèrent à donner l'éveil sur l'exactitude du système de Chervin. Dans le même intervalle, le professeur Anglada (de Montpellier) publia son excellent *Traité de la contagion*, tandis que mon vieil et bon ami, le Dr Prosper Pirondi, mettait au jour, à Marseille, son remarquable traité *Della contagiosita del cholera-morbo asiatico*. De leur côté, les savants contagionnistes Gosse père (de Genève) Gianelli (de Milan) et Monlau (de Madrid), saisissant toutes les occasions favorables au soutien de notre doctrine commune, livrèrent à la publicité un grand nombre d'écrits dont je ne saurais donner ici l'énumération. Je dois toutefois une mention particulière au *Traité d'hygiène publique, ou de l'art de conserver la santé des peuples*, publié par le dernier (3 vol. de 600 pag. environ), traité dans lequel est insérée la législation sanitaire de l'Espagne. Je regrette de ne pouvoir donner ici un aperçu de ces divers ouvrages, qui sont d'ailleurs parfaitement connus des médecins, et qui ont puissamment contribué à ramener l'attention sur la doctrine contagionniste, en apparence défunte, et dont il était convenu de ne plus parler qu'en haussant les épaules avec mépris, en la qualifiant d'absurde, de ridicule, de rétrograde de surannée, etc.

En 1861, ayant estimé, non sans raison, à la première nouvelle des événements de Saint-Nazaire, que les temps étaient proches, et que nous étions au commencement de la fin du système anti-contagionniste, je me livrai à une enquête minutieuse de ces événements, et dès que je connus tous les détails de l'épidémie, je mis la première main à mon ouvrage intitulé : *Marseille et son intendance sanitaire* (1 vol. grand in-8° de 500 pages), que je ne fis paraître pourtant qu'en 1863, et lorsque M. Mêlier se fut expliqué lui-même à l'Académie dans son rapport. Cet ouvrage contient : *l'histoire de l'intendance depuis son origine sous le roi René jusqu'en 1850 ; celle des pestes*

qui ont sévi à Marseille de 1387 à 1837 ; l'itinéraire
du choléra asiatique depuis son départ de Jessore (delta
du Gange) jusqu'à l'importation de Marseille en 1854 ;
l'histoire des principales épidémies de fièvre jaune im-
portées en Europe de 1800 à 1861 ; l'appréciation du
néo-contagionnisme substitué à l'ancien par M. Mêlier,
et de ses prétendues découvertes à Saint-Nazaire ; enfin,
des documents qui prouvent que l'incubation de la peste,
de la fièvre jaune et du choléra peut varier, dans cer-
tains cas, de trois à vingt jours. En un mot, on peut
considérer ce livre comme l'histoire complète de la question, depuis 1416 jusqu'aux événements de Saint-Nazaire.
Les journaux de médecine d'Espagne et d'Italie et quelques
journaux français en ont rendu compte dans le temps; je
citerai parmi ces derniers le *Montpellier médical*, où le
savant professeur Jaumes en a présenté une solide et courageuse analyse qui n'a pas moins de 17 pages en ca-
ractères petit-romain. (Voyez le numéro de mars 1864 du
susdit journal.)

Avant de livrer cet ouvrage à la publicité, j'étais allé
lire à Paris, dans le sein même de l'Académie de médecine,
un résumé de mes études sur la période prodromique de
la fièvre jaune, dont M. Mêlier avait cru devoir contester
la valeur dans son rapport. Après avoir fait cette lecture et
bien établi mon droit de priorité, qui était incontestable,
je déposai sur le bureau du président (M. le baron Larrey)
le dernier exemplaire qui me restait du mémoire que
j'avais publié à Montpellier sur cette question, en 1843.

Invité en 1864, par M. Monlau et plusieurs autres médecins espagnols mes amis, à me rendre au Congrès médi-

cal de Madrid, où la question sanitaire avait été portée, et
où elle a été décidée dans le sens contagionniste à une immense majorité, des affaires professionnelles m'empêchè-
rent de me rendre à cet appel qui m'honorait, mais j'adres-
sai au Congrès une lettre dans laquelle,'déplorant les graves
nconvénients de la centralisation intellectuelle dans notre
pays, je félicitais le corps médical espagnol de sa vieille fi-
délité aux principes sanitaires. L'insertion *in extenso* et en
français de ce document dans le compte-rendu de la docte
assemblée fut votée à l'unanimité. (*Actas del Congreso
medico espanol*, 1 vol. grand in-8° de 663 pag.)

En 1865, à peine le choléra eut-il été signalé à Alexan-
drie, que j'en prédis à mes élèves l'arrivée prochaine dans
notre ville, à l'occasion d'une leçon de clinique qu'aucun
d'eux n'a oubliée. En effet, poursuivi par ma chance particulière, je vis surgir dans mon service même à l'Hôtel-
Dieu, le 16 juillet, et non pas le 12 juin, comme l'ont
avancé des médecins anti-contagionnistes, le premier cas
qui dénonçait l'importation, soit par *la Stella*, soit par
d'autres navires. Une erreur de diagnostic de ma part
n'était guère possible, car j'en étais à ma sixième épidémie
cholérique. Du reste, la réalité de l'importation ne pouvant être l'objet du moindre doute, en dépit des ergotages
intéressés de quelques hommes, je ne pensais nullement à
faire du bruit dans les journaux, lorsqu'un feuilletonniste
de la *Presse* s'avisa d'attribuer l'épidémie, qui avait commencé dans le quartier du port, à notre couardise, à notre
saleté, à l'abus des melons et des pastèques, nourriture
favorite des Provençaux, et, comme personne ne voulait
ou n'osait ramasser le gant, je fis insérer le surlendemain,

dans la *Gazette du Midi*, la *Réponse d'un Ilote de la province à M. Sanson*, la plus courageuse de toutes mes publications, vu les circonstances. Elle eut un véritable succès, et l'édition ordinaire du journal n'ayant pu suffire aux demandes, je la fis tirer en brochure à mes frais, afin de la répandre en France et chez nos voisins. Mes adversaires ont qualifié cette publication de *virulente*, d'*acerbe*, de *séditieuse* même; mais, en vérité, elle n'était que chaude et juste. Comment répondre froidement, je le demande, à des attaques si peu mesurées, si inconvenantes, si audacieuses au milieu d'une calamité publique, fruit d'une imprudence inniable, surtout lorsque depuis près de trente ans on n'a pas cessé de se débattre, tantôt contre la mauvaise foi des hommes à système, tantôt contre leur aveuglement. Ce fut du reste dans ce petit travail de circonstance que *je ne craignis pas de dénoncer au corps médical de France l'existence d'une coterie secrète, d'une sorte de charbonnerie médicale*, que je crois *avoir devinée le premier, dont les gros bonnets me sont parfaitement connus, à laquelle sont affiliés la plupart des anciens disciples de Chervin, de Prus, et de M. Mélier, dont le but est d'accaparer tous les emplois, toutes les dignités médicales, et de maintenir dans l'ilotisme la province intellectuelle, par l'abus de la centralisation par la conspiration du silence, et d'imposer enfin le matérialisme à la médecine française.* Je fis bien remarquer en même temps qu'il ne fallait pas confondre cette coterie avec l'Association générale des médecins, qui l'abritait sous son manteau et à son insu, mais à l'organisation de laquelle n'a présidé aucune arrière-pensée machiavélique. Cette dénonciation, qui rappelle quelque peu celle du comte de Montlosier contre l'ordre des Jésuites, produisit une certaine émotion dans le corps médical; plusieurs de ses membres m'écrivirent spontanément de divers points de la France, les uns pour me féliciter sur mon courage, les autres pour protester. Mais, en résumé, le grelot était définitivement et solidement attaché, car depuis cette époque j'ai eu l'insigne satisfaction de voir mettre en cause la susdite *charbonnerie*, tant en province qu'à Paris; des publicistes distingués l'ont attaquée sans ménagement, ont bien voulu m'envoyer leurs articles, et je reçois à l'instant même le n° du 15 mars du Journal de médecine de Bordeaux, qui commence par une plainte contre la conspiration du silence. « *Christophe Colomb*, dit l'auteur de cet article, *perdrait son temps à retourner son œuf dans un journal de province; tel est le tempérament français, qu'une marque autorisée suffit pour faire accepter par l'immense majorité les paradoxes les plus surprenants, les mensonges les plus audacieux.* »

Nous verrons pourtant si l'estampille de Paris, continuant à produire son magique effet sur la province, l'empêchera de stigmatiser comme ils le méritent les événements qui se sont accomplis naguère à l'École de médecine, à la grande stupéfaction de tous les hommes d'intelligence et de cœur.

Après la réponse d'un Ilote de la province, je ne m'arrêtai pas en si beau chemin, et j'écrivis dans la *Gazette du Midi* une série d'articles sur la question, qui éveillèrent sans doute à un certain point de vue l'attention de l'Autorité centrale, puisqu'il me fut prouvé qu'elle se les faisait

. régulièrement envoyer à Paris. Ceux de ces articles qui furent le mieux accueillis du public Marseillais portaient les titres suivants :

Le Commerce de Marseille. et les quarantaines. — *Appréciation des communiqués de M. le Ministre de l'intérieur aux journaux* l'Époque *et l'*Union franc-comtoise. — *L'école anti-contagionniste et le droit sanitaire international.* — *Conversion au contagionnisme du D*r *Aubert-Roche,* etc., etc.

Je ferai remarquer, en passant, que la conversion de l'honorable médecin en chef de l'Isthme de Suez, qu'attaquent journellement ses anciens coreligionnaires, mécontents de sa franchise, est un des faits sur lesquels je m'appuie le plus pour démontrer l'action de la Providence sur la solution de la question sanitaire; cet événement produisit en effet la plus grande sensation dans le monde médical, et dut attérer M. Mêlier et son école.

La *Gazette du Midi* comptant beaucoup d'abonnés et de correspondants sur presque tous les points du littoral méditerranéen, mes articles sur la question du choléra furent traduits en Italie, en Espagne, reproduits par les journaux de ces contrées, et les publicistes qui leur donnèrent ainsi l'hospitalité dans leurs colonnes eurent la courtoisie de m'envoyer les numéros qui les contenaient; je citerai parmi ces feuilles le *Diario* et le *Compilador medico* de Barcelone. — Le *Siglo medico* et le *Monitor della salud* de Madrid. — La *Gazetta medica* et les *Annali universali di statistica* de Milan. — La *Revista epidemologica* de Florence, etc.

D'un autre côté, ces mêmes articles de la *Gazette du*

Midi me valurent une foule de témoignages précieux,
spontanés, de la part de savants distingués, de praticiens
éminents qui m'écrivirent, les uns pour m'exprimer leur
sympathie, les autres pour me faire connaître des faits
importants de contagion ou d'importation de choléra. Les
bornes de cette simple brochure ne me permettent pas de
rapporter ici, comme ils le mériteraient, ces actes de foi si
consolants et si flatteurs pour la vérité, dans un moment
surtout où certains médecins salariés ne craignaient pas de
nier l'existence du choléra à Marseille et affirmaient que, sans
mes articles de la *Gazette du Midi*, personne ne s'y serait
occupé de ce fléau. Toutefois je ne saurais passer sous
silence deux lettres que je reçus à cette époque, et dont
l'importance sera facilement comprise. Le 29 octobre 1865,
le savant Dr Monlau m'écrivit de Madrid: «J'ai profité de
vos articles de la *Gazette du Midi*, pour en confectionner
un pour le *Siglo medico*; la réaction contagionniste s'accen-
tue de plus en plus et partout, vous en êtes en grande
partie la cause, *vous êtes l'O'Connell, le grand agitateur
de la réforme sanitaire qui se prépare, et votre place
est marquée à la nouvelle conférence internationale.*»
Presqu'en même temps, mon vénérable maître le Dr Bally
m'adressait les mots suivants de Salon: «*Mon cher et bon
ami, vos articles dans la Gazette du Midi sont bien dignes
de faire impression sur le Gouvernement; votre énergie
fera triompher la bonne cause.*» Personne n'ignore qu'ar-
rivés à un âge où le repos est indispensable et toute polémique accablante, Pariset et Bally m'avaient confié, d'un
commun accord et par écrit, la défense de leur doctrine;
j'espère avoir rempli dignement mon mandat.

Sur ces entrefaites, un homme de science et de cœur, qui semble cacher, je ne sais pourquoi, sa qualité de médecin, qui a publié dans le temps un *Traité de Physiologie* que je n'ai pu lire encore, mais que l'on dit très-estimable, M. Grimaud (de Caux) vint me prêter un concours d'autant plus précieux que, se trouvant en relation continuelle avec l'Institut de France, il lui fit, sur les événements de Marseille, des communications qui intéressèrent le premier corps savant de France à notre cause ; ce fut là un résultat majeur, et qui me permit d'appliquer à M. Grimaud ces mots de l'Évangile : *Fuit homo missus a Deo...* Dès-lors, en effet, notre illustre Velpeau, M. le Dr Marchal (de Calvi), le Dr Pellarin, M. Eugène Forcade, de la *Revue des Deux-Mondes*, le savant Dr Littré, firent presqu'en même temps leur profession de foi contagionniste, réclamant des mesures contre le choléra, et la plupart des feuilles médicales de Paris, jusqu'à ce moment hostiles ou indifférentes, commencèrent à s'émouvoir et à s'occuper de la question ; enfin, la réaction finit par devenir, tant à Paris qu'en province, si générale et si intense, que le Gouvernement, en dépit des hautes influences anti-contagionnistes qui agissaient sans cesse sur lui, et qui, du reste, existent encore à cette heure, s'émut à son tour et d'autant plus vivement que les rigueurs des étrangers contre les provenances de Marseille paralysaient notre commerce et lui occasionnaient de grandes pertes. Le 6 octobre 1865 parut, en effet, le rapport de MM. Béhic et de Lavalette, dans lequel ces ministres proposaient à l'Empereur la réunion d'un Congrès européen à Constantinople ; ce rapport fut d'ailleurs suivi d'une foule de circulaires caractéristiques, parmi lesquelles je me bornerai à citer celle qui fut adressée *confidentiellement*, le 12 octobre, à tous les généraux commandant les divisions, par M. le ministre du Commerce, momentanément chargé du portefeuille de la Guerre. Tous ces documents, fruit de l'inquiétude du Gouvernement, attestaient le pas immense que venait de faire la question, non-seulement dans la science, mais surtout dans l'opinion publique. Trois journaux de Paris persistèrent pourtant dans leur résistance systématique : *la Presse*, de M. de Girardin; *la France*, dont les relations avec les princes du commerce et de l'industrie sont connus, et *le Correspondant*, qu'avaient si bien relevés du péché d'anti-contagionnisme MM. Louis Méry du *Courrier de Marseille*, Eugène Roux, de la *Gazette du Midi*, et Ulysse Pic, si mes souvenirs ne me font pas défaut.

Du reste, je crois devoir élaguer de ce tableau rétrospectif des événements de Marseille en 1865-1866, une foule de faits curieux, étranges, et d'une haute signification, qui se produisirent, à Paris, contre notre ville et la Provence, qui avaient l'audace de protester. On sait que j'ai été quelquefois, et bien injustement, accusé de faire de la politique sous le manteau de la question sanitaire, et je ne voudrais pas, en devenant un trop fidèle narrateur, être exposé au même reproche; lorsqu'on écrit sur des questions vitales ardentes, palpitantes d'actualité, on ne peut pas toujours tout dire, et il faut abandonner au temps le soin de combler certaines lacunes.

Jusqu'à ce moment j'étais resté seul sur la brèche sanitaire, et aucun médecin, soit à Marseille, soit à Toulon, ne s'était encore découvert pour la défense de nos populations ; mais vers la fin de 1865, la scène changea : la Société de médecine de Marseille et le Comité médical des Bouches-du-Rhône se saisirent de la question du choléra, et la résolurent dans le sens contagionniste ; MM. les professeurs Sirus Pirondi et Augustin Fabre publièrent leur excellente *Étude sommaire sur l'importation du choléra et les moyens de s'en préserver*, dans laquelle la question de l'importation du fléau d'Égypte à Marseille, et sa propagation par contagion, sont démontrées d'une manière très-lumineuse. Ce travail contient aussi de judicieuses observations sur les inconvénients de notre administration sanitaire actuelle, inconvénients que j'avais d'ailleurs signalés dans mon *Histoire de l'intendance*, sur la nécessité d'étendre les pouvoirs des commissions consultatives, de restreindre l'omnipotence des directeurs et de l'autorité sanitaire centrale. Il était évident que je n'étais plus isolé au milieu de mes confrères, et qu'on ne pouvait plus me faire l'application des vieux mots : *væ soli !*

Cinq mois après, en février 1866, M. le professeur Seux, médecin en chef à l'Hôtel-Dieu, livra à la publicité son estimable ouvrage intitulé : *Histoire du choléra de 1865 dans les hôpitaux de Marseille*. C'est un travail purement clinique, où, après avoir professé la transmissibilité et l'importabilité du fléau asiatique, l'auteur s'occupe successivement de sa nature, de ses diverses formes, de sa thérapeutique.

Bientôt, les conférences internationales ayant commencé à Constantinople, je repris la plume dans la *Gazette du Midi*, afin de battre, comme on dit vulgairement, le fer pendant qu'il était chaud. Dans une *Bro-*

graphie de l'illustre Bally, publiée en quatre articles, je
touchai à plusieurs points importants de la question, et
j'opposai l'une à l'autre Barcelone perdant 23,000 individus de la fièvre jaune en cinq mois, par l'oubli des
mesures sanitaires, et Marseille jugulant le fléau dans
son lazaret à la même époque, au moyen d'une quaran-
taine rigoureuse. Cette biographie a eu, du reste, tout le
succès que je pouvais rêver pour la mémoire de mon
maître et le triomphe de la vérité médicale: le Conseil
municipal de Grenoble, après l'avoir reçue par les soins de
la famille, a pris une délibération en vertu de laquelle le
buste de Bally a été placé dans la salle de ses séances, à
côté de ceux de Barnave, de Mounier, et des autres illus-
trations dauphinoises. Les journaux étrangers, ceux de
l'Espagne surtout, qu'engageait la reconnaissance, ont donné
des extraits de mon travail, et j'ai reçu tout récemment le
numéro de février dernier d'*El Compilador medico* de Barcelone, dans lequel j'ai été heureux de constater que la
biographie de Bally avait été l'objet d'un rapport très-élo-
gieux à l'Académie de médecine et de chirurgie de cette
ville, théâtre du dévouement de cet homme de bien, et
que la docte compagnie avait poussé la courtoisie jusqu'à
m'accorder, en cette occasion, le titre de membre correspondant. Le *Siclo medico* de Madrid, principal journal
de médecine d'Espagne, avait déjà donné d'ailleurs le
signal de la justice par l'organe de M. le Dr Hernandez
Poggio, l'un de ses collaborateurs; le savant orientaliste
Poujoulat était donc dans le vrai lorsque, faisant allusion
à la charbonnerie médicale de Paris, il faisait remarquer
«qu'on ne se débarrasse pas des réputations en évitant de

les saluer, et que le silence ne supprima jamais rien. »
(*Union* du 24 juillet 1866.)

Du reste, la biographie de Bally, que la *Gazette du Midi*
inséra gratuitement, malgré sa longueur, fut suivie des
articles dont voici les titres :

*Quelques mots sur les germes contagieux, leur persis-
tance et la nécessité d'une désinfection générale après
les épidémies. — Nouvelles du Congrès de Constantinople. — Opinion de l'Institut de France, du Congrès
sanitaire, et chiffres éloquents sur la question de savoir
s'il est plus avantageux, pour une puisssance maritime,
d'adhérer au pacte sanitaire que de s'en tenir à l'écart.*
Les calculs qui forment la base de ce travail, que je ne crains
pas d'appeler important, sont la propriété de M. de Ségur
du Peyrou, ancien secrétaire du Conseil supérieur de santé
du royaume, aujourd'hui consul-général à Anvers, ami
dévoué de Bally et de Pariset, et auteur de plusieurs
ouvrages très-remarquables, très-estimés sur la question,
mais qu'on avait mis aux oubliettes avec les archives de
l'intendance sanitaire, depuis la suppression de celle-ci.

Le dernier de ces articles parut, je crois, le 14 ou le
15 septembre 1866, et le 16, M. Mêlier, qui résidait en ce
moment dans les environs de Marseille, succomba à la
maladie dont on le savait atteint depuis quelques jours.
Que cette maladie ait été ou non le choléra, dont j'éprouvais
moi-même l'influence en ce moment avec une ténacité in-
quiétante, c'est ce que je crois au moins superflu de recher-
cher ici pour plusieurs motifs. Je dirai seulement, puisque
l'occasion le fait, que cette mort fit une grande sensation

dans notre ville, surtout dans la classe bourgeoise, qui
n'avait oublié ni 1850, ni le commissariat extraordinaire de santé, ni les manifestations pacifiques faites à
cette époque à la préfecture des Bouches-du-Rhône.
M. Mêlier, homme distingué à divers points de vue, d'un
commerce agréable, et qui a exercé un véritable *proto-
médicat* dans le pays du monde le moins favorable à cette
institution des anciens temps, était bienveillant pour tous
ceux qui croyaient ou affectaient de croire à l'infaillibilité
de son système sanitaire : les emplois, les missions en pays
étrangers, les honneurs, ne leur faisaient pas faute ; mais
il ne supportait aucune controverse, et il l'a bien prouvé, en
1865, lorsque, peu satisfait de l'accueil fait par l'Académie
à son rapport sur la fièvre jaune, il donna nettement à en-
tendre à la docte Compagnie, qu'en le lui présentant il
n'avait fait qu'un acte de déférence que rien ne lui impo-
sait. Je ne crains pas de dire, et je pourrais prouver, s'il le
fallait, que pendant le cours de son heureuse et brillante
carrière, il ne rencontra guère d'autre résistance à ses idées,
purement spéculatives d'ailleurs, que la mienne, et qu'il ne
l'oublia jamais. Forcé, par l'évidence des faits de Saint-
Nazaire, de reconnaître que la fièvre jaune était contagieuse
et importable, il ne parut pas se souvenir que, depuis 1840,
je n'avais pas cessé de combattre pour cette cause, et ce ne
fut que sous la pression du savant rédacteur de la *Gazette
médicale* de Paris, M. Jules Guérin, que dans la séance
de l'Académie du 11 août 1865, il voulut bien reconnaître
« *que mon nom avait trop souvent retenti dans les discussions sur la fièvre jaune et les quarantaines, pour qu'il
eût à rapporter les titres et les travaux qui s'y ratta-*

chaient[1]. » Du reste, M. Mêlier ne put ou ne voulut pas accepter les conséquences naturelles de son amende honorable à Saint-Nazaire, et plutôt que d'en revenir tout simplement à la doctrine pure des *Palloni*, des *Aréjula*, des *Bally*, des *Pariset*, des *Berthe*, des *François de Sens*,... il préféra inventer ce *néo-contagionnisme* dont l'inanité a déjà été mise tant de fois au grand jour, et qui ne lui a pas survécu dans l'opinion publique. Ce fut là, je ne crains pas de l'affirmer, une grande faute de sa part ; car, s'il eût imité le bon exemple donné naguère au monde médical, et dans une position à peu près semblable, par notre illustre compatriote M. Ricord, il aurait été accepté par l'école contagionniste, malgré ses antécédents, et ses yeux, avant de se fermer, n'auraient pas eu la douleur de contempler la ruine de la sienne. Peut-être fut-il poussé dans cette fausse voie par certains personnages officiels bien connus des Marseillais, qui ne veulent pas quand même, et pour cause, des mesures sanitaires, et de qui se sont probablement inspirés : 1° l'honorable M. de Boureuille, dans sa réponse à nos députés, qui n'est qu'un long et étrange démenti à notre adresse[2] ; 2° le rapport adopté le 10

---

[1] Propres paroles de M. Mêlier, pendant la discussion de son rapport.

[2] La réponse de M. de Boureuille a été réfutée, personne ne l'ignore, à Marseille et à Paris, par M. le Dr Audiffren, qui a publié *ad hoc* une excellente brochure. Quant au rapport fait au Comité consultatif d'hygiène, le 10 juillet, lorsqu'on se reporte aux circonstances graves au milieu desquelles il a été rédigé, et à l'état de l'opinion publique en France et dans les pays circonvoisins, on est forcé de le considérer comme un tissu d'incroyables énormités. On y trouve en effet l'éloge le plus complet du système sanitaire qui nous a valu la fièvre jaune de Saint-Nazaire et le choléra de 1865, qui n'a pas malheureusement dit

juillet 1866 (qu'on remarque bien cette date) en pleine réaction contagionniste, et en quelque sorte sous le nez du Congrès sanitaire, par le Comité consultatif d'hygiène. Le savant professeur Jaumes (de Montpellier) n'a-t-il pas fait manifestement allusion à ces personnages, lorsqu'il a dit dans le *Montpellier médical* de mars 1864, en appréciant le système sanitaire de M. Mêlier : « *M. l'Inspecteur général se tiendra-t-il suffisamment en garde contre la pression des gens que l'intérêt d'argent a faits les ennemis du contagionnisme ; la cause du commerce, quelque respectable qu'elle soit, cesse de l'être là où celle de la santé publique se pose devant elle, et M. Mêlier, depuis Saint-Nazaire, ne peut oublier qu'il est, avant tout, le protecteur de cette santé qui dépend de ses décisions.* » Hélas oui ! ajouterai-je, la santé publique dépendait alors, comme elle dépend encore aujourd'hui, des décisions d'un seul homme, et, qui plus est, d'un seul homme, qui habite le milieu parisien. C'est là le vice capital de notre Administration sanitaire, et toute autocratie en pareille matière doit être repoussée comme dangereuse. Pour que l'application du futur pacte sani-

---

son dernier mot dans le nord de la France. « On ne nie pas, disent les honorables commissaires, l'origine exotique du choléra ; on ne nie pas non plus qu'il ne soit susceptible d'importation. » Seulement, leur dirai-je à mon tour, tout en reconnaissant ces vérités, vous n'acceptez pas leur conséquence, c'est-à-dire, les quarantaines, pas plus que vous ne les avez acceptées pour la fièvre jaune après l'événement de Saint-Nazaire. Pariset avait donc raison de dire pittoresquement, *qu'il serait plus facile de blanchir un nègre en le savonnant que de vous réconcilier sincèrement avec la vérité.*

taire ne soit pas un leurre, il faut absolument que l'inspec-
teur-général des services sanitaires n'ait pas d'autres attri-
butions que la surveillance des lazarets et de l'exécution
des mesures prophylactiques dans ces établissements ; il
faut que la magistrature de santé soit confiée, dans chaque
port, à une assemblée délibérante composée en majeure
partie de citoyens libres, indépendants, et dont les directeurs ne doivent avoir que la présidence, en qualité de
représentants du pouvoir central ; il faut enfin que la
population d'un port puisse être au courant, jour par jour,
heure par heure, de ce que l'on fait ou de ce que l'on
doit faire pour la préserver des pestes. Quant aux puis-
sances commerciales qui ont eu le bras assez fort pour
détruire les intendances sanitaires et inaugurer le libre
échange des épidémies, ce qu'elles ont de mieux à faire
à cette heure, c'est de ne pas chercher à entraver la
réaction contagionniste et le rétablissement des assemblées
dont il s'agit, parce qu'il entre dans les vues providen-
tielles qu'il ait lieu tôt ou tard : « *tous les monopoles, tous*
les priviléges, toutes les centralisations nuisibles aux
intérêts des masses, périront quand leur heure sera venue,
et la centralisation sanitaire ne sera pas la dernière, il
faut bien l'espérer. » J'arrive maintenant à la fin de mon
récit.

Au fur et à mesure que mes derniers articles dans la
Gazette du Midi parurent, je les fis tenir à des membres
du Congrès de Constantinople avec lesquels j'étais depuis
longtemps en relation scientifique, et dont j'avais reçu la
visite à leur passage à Marseille ; de leur côté, ils m'en-
voyèrent en échange de précieuses communications, qui

me servirent de gouverne, et me firent prévoir de bonne heure le résultat final : or, ce résultat immense, inébranlable, désormais acquis à la science, et que *la conspiration du silence ne pourra jamais supprimer, quoi qu'elle fasse*, a été, tout le monde le sait, le triomphe absolu, même en Angleterre et aux États-Unis d'Amérique, du contagionnisme, que j'avais si longtemps défendu envers et contre tous, et que la *charbonnerie médicale* était réellement parvenue à effacer du cadre nosologique ; car, on ne l'ignore pas, elle a aussi sa fabrique de livres où elle arrange la science comme elle l'entend, pour l'usage des générations futures [1] et la perpétuité de ses erreurs.

Comme on le voit, l'histoire de mes travaux, de mes services, de ma vie entière, est si intimement liée à celle de la question sanitaire, qu'il devient difficile, à partir de 1839, de les considérer à part, au moins en France, et qu'en esquissant à grands traits, comme je viens de le faire, les péripéties de cette question vitale, j'ai presque fait mon auto-biographie scientifique. Loin de moi la pensée de m'attribuer tout seul la restauration de la doctrine contagionniste, et de me poser ici comme le véritable, le seul instrument de la Providence ; je fais, au contraire, la part la plus large aux confrères expérimentés, aux savants publicistes que j'ai successivement nommés dans ce travail, et qui portèrent haut et ferme la vieille bannière contagion-

---

[1] Je ne veux rien dire ici de la manière dont elle traite les hommes indépendants, comme moi, auprès des ministres ; je réserve ce chapitre pour l'histoire que je prépare, et à laquelle je mets en ce moment la dernière main.

niste ; mais, quelque puissant qu'ait été leur concours, ils veulent bien reconnaître que j'ai lutté seul en France et sans le secours de personne, depuis 1839 jusqu'en 1846, contre de puissants adversaires; que mon énergique conviction, et par-dessus tout ma qualité de *porte-voix* de la grande et puissante ville de Marseille, ont pu me donner un peu plus d'influence qu'à d'autres sur la réaction contagionniste dont nous sommes aujourd'hui les témoins, réaction qui est tellement complète à cette heure, qu'il serait difficile de trouver des dissidents ailleurs que dans la Charbonnerie médicale de Paris. Si cette pensée, qui me rend heureux, dans laquelle je puise la seule récompense que j'aie jamais souhaitée, paraît trop ambitieuse de ma part, j'ose espérer qu'on me la pardonnera au souvenir de mes longs efforts, de l'abnégation dont j'ai dû m'inspirer sans cesse pour conserver mon indépendance, des critiques, des ennuis, que j'ai soufferts pour le service de la vérité. Du reste, je l'ai déjà dit au commencement de ce mémoire : *l'homme s'agite, Dieu le mène; rien ne vient ici-bas de hasard ou de fatalité*, et c'est à la Providence qu'il faut rapporter surtout la restauration inespérée de la doctrine contagionniste. Naguère, et bien que je n'appartienne pas à cette nombreuse catégorie d'industriels *qui dînent de l'Église, soupent du théâtre et font leur carrière dans les sacristies*, j'ai développé cette opinion avec un grand succès, j'ose le dire, dans la séance de clôture du Congrès scientifique de France (session d'Aix, en Provence), devant un auditoire composé de près de 400 personnes appartenant à toutes les classes intellectuelles, depuis l'archevêque Mgr Chalandon jusqu'à de simples étudiants. Qu'il me soit permis de reproduire ici un passage de ma péroraison, qui, je l'espère, ne semblera pas déplacé[1].

« La science humaine, disais-je, est bien pauvre et bien faible, malgré ses prétentions. Lorsqu'elle considère, par exemple, le *monde des infiniment petits*, ce monde dont les merveilles dépassent tout ce que l'imagination la plus hardie peut oser concevoir, n'est-elle pas saisie, confondue ? En reconnaissant, d'un autre côté, que dans l'ordre cosmique tout obéit à des lois fixes, immuables, que les effets même les plus fortuits en apparence ont des causes appréciables ou non, mais qu'il faut toujours supposer ; qu'il en est de même dans le règne organique, où la perpétuité de la vie est assurée par la loi même de la mort, sans laquelle rien ne pourrait se produire ou subsister dans l'univers ; en constatant, dis-je, tant d'harmonie, de sagesse, de prévoyance, comment pourrait-on douter de l'action du *quid divinum* sur l'homme lui-même ? Cette influence, me dira-t-on, n'est pas compatible avec le libre arbitre, mais c'est là une grande erreur : sans doute, l'homme est libre et responsable, et n'a absolument à compter qu'avec sa conscience, dont il n'est pas forcé pourtant de suivre les avis. Mais que peut être cette conscience, cette mystérieuse intuition, cette céleste voix, sinon le moyen dont se sert

[1] La question sanitaire portée devant la section de médecine de ce Congrès fut résolue à l'unanimité dans le sens contagionniste. Les partisans du libre échange des pestes y furent muets, et leurs écrits réfutés avec beaucoup de talent et de succès par M. le professeur Seux. Je n'assistai pas à cette séance, parce que je la considérais comme superflue après le grand résultat de Constantinople.

Dieu pour nous soutenir et nous inspirer dans certaines positions scabreuses ? On voit souvent des juges, dont la sévérité est bien connue de tous, chercher à remettre dans la bonne voie, au moyen de questions significatives, les individus qui se sont fourvoyés et contre lequels ils prévoient qu'ils seront forcés de sévir ; eh bien ! le cri de la conscience chez l'homme exprime une intention semblable de la part de Celui qui connaît seul l'énigme de son existence. »

Ces principes une fois admis, et il ne serait certes pas rationnel de les repousser, j'en ferai, en terminant, l'application à la question des quarantaines, si vivace, sans cesse renaissante, et je dirai avec la conviction la plus profonde : Oui, la Sagesse suprême l'a seule résolue, lorsqu'elle en a trouvé l'occasion et comme par l'effet d'un véritable coup de baguette. Pendant trente ans elle a entretenu l'agitation dans le corps médical des contrées les plus intéressées à cette solution, en poussant à leur insu quelques hommes de bonne volonté à défendre opiniâtrément, courageusement le dogme contagionniste ; ces hommes, elle les a soutenus dans leur lutte au moyen de la conscience, qui leur criait sans cesse de marcher, d'aller en avant, parce qu'ils étaient dans la bonne voie ; faisant ensuite jaillir la lumière des faits au milieu même des épidémies qui étaient le fruit amer d'un système téméraire et fallacieux, elle a dessillé les yeux des médecins abusés, trompés par les faiseurs, sanctionnant ainsi cette doctrine si consolante : que *le mal conduit providentiellement au bien, et que l'antagonisme entre ces deux principes n'est que le criterium des vérités utiles à l'humanité.*

Considérons donc comme assurée et prochaine la reconstitution du pacte sanitaire international sur les bases proposées par l'illustre Congrès de Constantinople. Soyons bien convaincus qu'en dépit de la résistance intéressée du mercantilisme et de la Charbonnerie médicale, qui s'entend si cordialement avec lui, les épidémies contagieuses dont Paris s'obstine à contester seul les importations, seront consignées à nos portes, et que la garde de celles-ci ne sera plus confiée à des hommes intéressés à les laisser ouvertes et à mettre obstacle à la diffusion des grandes vérités médicales remises en lumière par le Congrès. Espérons enfin qu'un gouvernement qui aspire manifestement à la popularité, et dont on vante les bonnes intentions envers les masses laborieuses, leur donnera bientôt la meilleure preuve de sa sollicitude, en inaugurant spontanément et nonobstant toutes les influences antagonistes, la décentralisation intellectuelle par la réforme sanitaire, réforme que Dieu veut, et à l'ombre de laquelle seule peuvent réellement prospérer l'agriculture, le commerce et l'industrie.

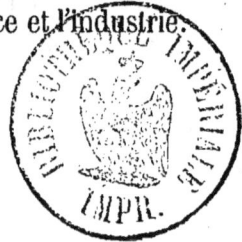

FIN.

382

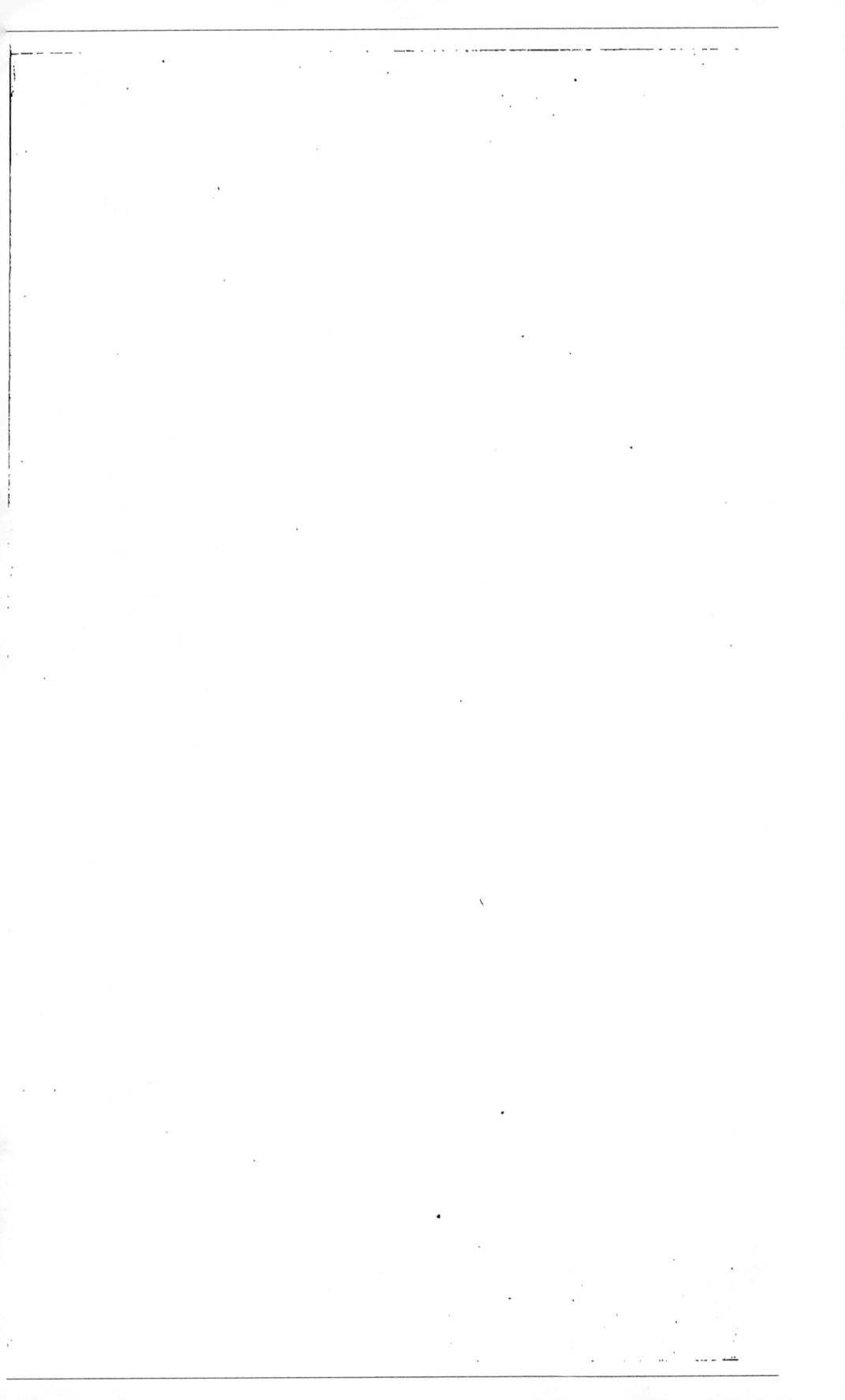

BIBLIOTHEQUE NATIONALE DE FRANCE

3 7531 00411436 0

www.ingramcontent.com/pod-product-compliance
Lightning Source LLC
Chambersburg PA
CBHW050543210326
41520CB00012B/2701